AF375759

# EXPLICATION PHYSIQUE

## ET

## MECANIQUE

### DES EFFETS DE LA SAIGNE'E

par rapport à la Tranſpiration.

OU

### TRADUCTION D'UNE THESE

ſoûtenuë aux Ecoles de
Médecine de Paris.

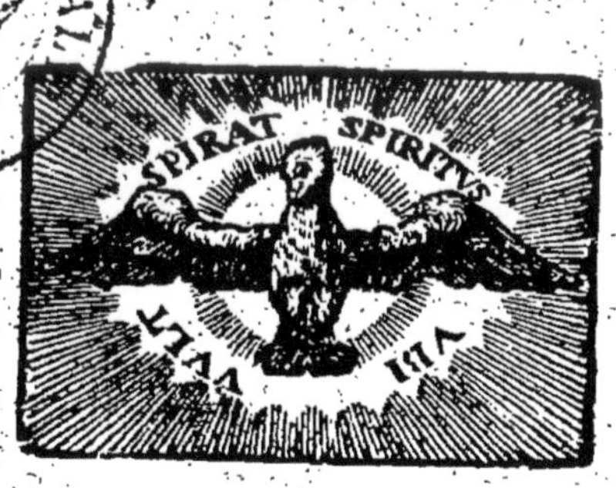



A PARIS,

Chez LAURENT D'HOURY, rue S. Severin,
au St Eſprit, devant la rue Zacharie.

M. DCCVI.

*Avec Approbation & Permiſſion.*

# AVERTISSEMENT.

ON publie de la Médecine que ſes principes ſont douteux, ſes raiſonne-mens faux, ſes concluſions incertaines. On ajoûte que ſes remedes ſont des amuſemens; ſes conſeils, des caprices; ſes ſuccés, des hazards. C'eſt à tant d'injuſtes reproches qu'on a crû trouver dans cette Theſe de-quoy répondre, parce que le remede qu'on voudroit le plus décrier, s'y trouve juſtifié par les raiſons de Phyſique, d'Anatomie & de Méchanique; ou pour mieux dire, par les obſervations les plus propres à ramener les eſprits des peuples & à regagner ceux des ſçavans. Ces raiſons d'ailleurs ſont tirées d'aprés na-

A ij

ture, car elles sont fondées sur l'observation du monde la plus constante, la plus détaillée & la plus averée ; on veut dire sur la découverte de l'insensible transpiration dont chacun parle, & que tout le monde avouë. On trouve donc icy tout à la fois, le fond de la Physiologie la moins contestée, & des preuves naturelles de la pratique de Médecine la plus raisonnable & la plus sûre. C'est pourquoy quelques personnes habiles & désinteressées ont jugé que la traduction d'une semblable These pouvoit servir à désabuser le monde, à dissiper ses préjugez, à arrêter ses injustices. On la donne donc cette Traduction, moins finie, sans doute, qu'on ne l'auroit souhaitée ; mais il auroit fallu une plume plus exercée que celle qu'on employe pour satisfaire le goût d'un siecle aussi délicat & aussi poli que le nôtre. Du moins est t-elle assez exacte & assez fidele pour n'avoir pas déplû à l'Auteur du Latin. Que si on la trouve un peu plus étenduë dans le François, ce n'est que parce qu'on a tâché de la rendre plus claire, & de la mettre plus à la portée de tout le monde.

Il est encore bon d'avertir que l'on trouvera peut-être dans cette These quelques opinions qui pourroient paroître douteuses ou hazardées, mais on ne les a empruntées que des meilleurs Auteurs Médecins, Physiciens, Géometres & Anatomistes, tant du siecle passé que de celui-cy.

Ces Auteurs sont Messieurs Malpighi, Bellini, Borelli, Boyle, Pitcarne, Baglivi, &c. dont on peut voir les endroits citez dans la These latine. On

A iij

a donc crû que le public voudroit bien s'en repofer fur la
foy d'auffi illuftres garans.

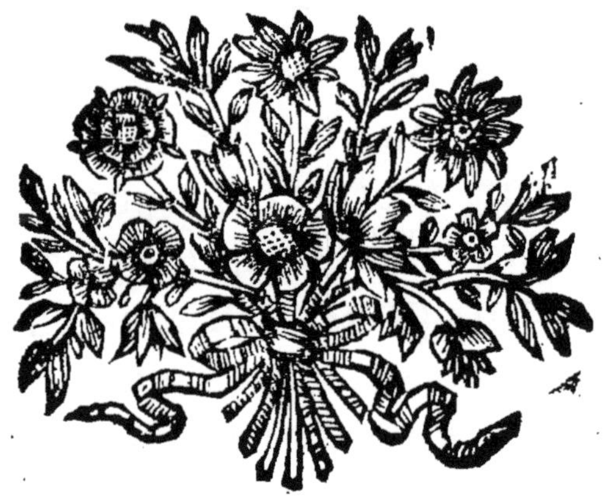

# THESE

## SOUTENUE

## AUX ECOLES

### DE

## MEDECINE

### DE PARIS.

### *QVESTION,*

*Si la Saignée est le remede qui supplée le mieux au défaut de la Trâspiration.*

### I.

LEs causes qui nous font vivre ne seroient plus douteuses, si celles des Filtrations *a* étoient bien connuës ; en effet, tout est Filtre dans nos corps ; la santé elle

*a* **Filtrations.** Ce sont les manieres dont les liqueurs se separent dans les glandes & dans les visceres, comme la bile dans le foye, l'urine dans les reins , &c.

même n'est qu'une suite continuelle de
Filtrations, & toutes les parties ne pa-
roissent faites que pour filtrer ou séparer des liqueurs. Ces parties sont solides
ou fluides ; mais celles-là par leur structure & leur méchanique, celles-cy par
leurs qualitez propres, & leur disposition toûjours prochaine à se mouvoir &
à estre muës ; les unes & les autres enfin
par leurs proportions & leurs rapports
ne tendent qu'à la Filtration.

Par parties solides on peut concevoir
un amas d'un million de Vaisseaux inge-
nieusement arrangez & liez les uns avec
les autres ; mais on les comprendra avec
plus de vrai-semblance sous l'idée d'un
amas d'une infinité de filets nerveux que
la plus sage de toutes les mains a réünis
ensemble ; & par les fluides on concevra
un assemblage de liqueurs vives & acti-
ves qui roulent & circulent par tout pour
porter la vie. Ces filets pleins de ressort
composent la tissure des membranes, &
en leur donnant naissance, ils leurs com-
muniquent leur force & leur nature, &
les rendent toutes Elastiques *b* elles même. Ajoûtez que ces membranes origi-
nairement formées dans le cerveau &

---

*b*  *Elastiques* ou capables de ressorts.

forties des *Meninges*, qui en font les enveloppes, comme des membranes meres,
se reproduifans partout , ont formé
d'abord des vaiffeaux ; les vaiffeaux ra-
maffez par pelotons ont compofé des
glandes;ces glandes & ces vaiffeaux réünis , ont fait des vifceres , des mufcles &
tout ce qu'il y a en nous de parties folides.

Pour comprendre à prefent de quel
ufage tout cecy doit être par rapport aux
Filtrations , il ne faut que remarquer que
fuivant cette Mécanique tout eft vaiffeaux dans nos corps ; que ces vaiffeaux
font pleins de liqueurs fpiritueufes : que
leurs enveloppes ou membranes font toûjours prêtes à fe mouvoir ; qu'elles fe
meuvent , pour mieux dire , continuellement, à peu prés comme le cœur ,
par un mouvement fyftaltique *c* de compreffion & de dilatation , que ce mouvement enfin femblable à une efpece
d'ondulation commence dans le cerveau
& fe continuë jufqu'aux extrémitez des
nerfs. Ce fera , fi l'on veut , une efpece

*c* *Syftaltique* ou vertu de reffort par laquelle les Parois des vaiffeaux s'étreciffent &
fe dilatent , s'approchent & s'éloignent.

d'oſcillation *d*, c'eſt à dire, d'ébranlement, qui ſuivant l'impreſſion qu'elle
aura receuë dans le principe des nerfs,
continuëra ſon tremouſſement juſqu'aux
parties les plus éloignées. Y eut-il jamais rien de plus propre pour des Filtrations, c'eſt à dire, pour conduire quelque liqueur hors des vaiſſeaux ? On s'en
perſuadera encore d'avantage, ſi on fait
réfléxion ſur la nature & la condition
des matieres dont ces Filtrations doivent ſe faire ; ce ſont des liqueurs tres-
coulantes, aiſées à rouler, diviſibles en
particules infiniment petites, aiſées à
s'échapper, qui ne demandent enfin qu'à
ſe porter & ſe placer ailleurs. A tant
d'heureuſes diſpoſitions de la part des
parties, joignez une force ſurprenante
qui part du cerveau, qui ſe communique au cœur, qui paſſe aux arteres &
qui ſe perpetuë juſques dans les extremitez des vaiſſeaux. Songez ſur tout que
cette force eſt telle de ſa nature qu'elle
va à petrir & briſer ſans ceſſe les liqueurs
qu'elle agite & qu'elle pouſſe vers l'ha-

---

*d* *Oſcillation* ou vibration ; ſorte de mouvement habituel dans tous les vaiſſeaux du
corps, ſemblable au battement des arteres; c'eſt
comme le *Pendule* de la vie.

bitude du corps. Là, mille issuës se pre-
sentent tout d'abord d'autant plus capables de diminuer le volume de ces liqueurs & d'en faire une plus grande dif-
sipation, qu'au lieu que là nature n'a
établi qu'une seule voye, qui est celle de
la bouche, pour grossir leur nombre &
augmenter leur quantité; celles - cy se
trouvent mille pour une; car enfin qui
pourroit compter ce nombre prodigieux
de pores ou d'ouvertures imperceptibles
dont toute la peau est percée? Ouvertures d'ailleurs des plus capables de donner passage à plus de matieres; car quoy
qu'elles puissent être de differente grandeur, elles gardent toutes une même figure, qui est la ronde, celle de toutes qui
a le plus de capacité & qui s'accommo-
de le mieux à quelque figure que ce soit.

C'est par ces manieres simples, uni-
formes, en petit nombre & par consequent les plus naturelles, que se forme la
transpiration; cette évacuation d'autant
moins concevable pour sa quantité, qu'elle doit constamment durer tous les mo-
mens de la vie; aussi passe-t-elle pour
l'évacuation maîtresse & principale; car
en peut-on trop dire à l'avantage de
celle qui de toutes est la plus considera-

ble, la plus neceſſaire & la plus abondante. On dit la plus conſiderable, parce qu'elle eſt le but, le terme & la regle
des autres ; elle eſt la plus neceſſaire,
parce que perſonne ne s'en peut paſſer ;
enfin elle eſt la plus copieuſe, puiſqu'elle
ſeule diſſipe plus que tous les autres évacuations priſes enſemble ; juſques-là
qu'on ne perd pas plus dans l'eſpace de
quinze jours par les ſelles, qu'on fait
dans un ſeul par la tranſpiration. Qui
voudroit en douter, tomberoit dans le
ridicule d'un Médecin * d'Italie, qui
ayant eſté le ſeul qui ait oſé en douter,
s'eſt rendu la fable & l'opprobre des
gens de Lettres. Au reſte la Tranſpiration n'eſt pas une évacuation particuliere à l'homme ; la glace, les œufs, les
grenoüilles, le bois, les pierres & le
marbre même y ſont ſujets. C'eſt d'ailleurs une découverte moins nouvelle
que renouvellée, car elle eſt auſſi ancienne que la Médecine, & il eſt peu de ſie-
cles où on n'en trouve la doctrine con-
nuë ; mais ce qui paroîtra toûjours nouveau & ſans exemple, c'eſt qu'une découverte ſi belle & qui n'eſt pas moins
utile que celle de la circulation du ſang,

* Obici.

ſoit tombée dans le non-uſage. Hé à quoy bon tant de nouvelles découvertes entaſſées les unes ſur les autres; ſi la pratique de la Médecine n'en eſt pas plus heureuſe, ſi les ſuccez n'en deviennent pas plus frequens, ſi les malades n'en ſont pas-mieux ſoulagez ! Certes qui ne ſeroit fondé à croire que les recherches en Médecine ne ſont qu'amuſemens ? puiſque tandis qu'on n'épargne rien pour tout découvrir, on ne néglige rien tant que les nouvelles découvertes. On pourroit donc comparer ces chercheurs de nouveautez negligées, aux avares qui preferent le plaiſir d'amaſſer à celui de joüir. Mais la cauſe de ce deſordre eſt l'enſorcellement de la plûpart des eſprits d'aujourd'huy que la paſſion de bâtir de nouveaux ſyſtêmes occupe & domine tout entiers. Cependant ſi ce plaiſir leur paroît ſi doux, pourquoy ſe refuſer l'utilité qu'ils en pourroient tirer ?

L'on a découvert par exemple, que ce qui ſe diſſipe tous les jours par la tranſpiration dans le corps d'un adulte va à pluſieurs livres ; on admire cette découverte & on eſt charmé de voir que pour une évacuation ſi prodigieuſe, la nature n'a beſoin d'une part que du reſſort des

vaisseaux qui par leur systole & leur dia-
stole habituelle broyent continuellement
les sucs qu'ils contiennent, & de l'autre
de la seule force du cœur qui par un million de circulations réïterées les affine
au point qu'il faut pour les réduire en
vapeurs. Mais ces loix de la nature si
belles & si justes qui charment, pourquoy
ne deviennent-elles point la regle de la
conduite qu'on doit suivre en Médecine? Pourquoy ne point imiter ses manieres d'agir ? Pourquoy ne pas marcher sur
ses traces ? On prend au contraire une
route toute opposée, car tandis qu'on ne
peut disconvenir que l'integrité des fonctions du corps dépend de la mesure &
de la qualité d'une matiere vaporeuse qui
doit constamment s'échaper par les pores ; ce n'est point de cette matiere retenuë dont on s'occupe dans la pratique
de la Médecine , mais de prétenduës
*glaires* & de *viscositez* qu'on fait les auteurs de tous maux. Ce sont, dit-on,
des amas de matieres crasses, *gluantes*
& *visqueuses* qui croupissent dans les
premieres voyes, qui font toutes les maladies ; & c'est à l'évacuation de ces a-
mas, que se terminent tous les soins du
Médecin. L'étrange & l'indigne maniere

de raiſonner pour des Philoſophes! car
enfin la nature doit toûjours eſtre reſ-
pectable à un Phyſicien, & il ne doit
jamais, lors même qu'elle s'égare, lui
attribuer des manieres baſſes & indignes
d'elle. Mais d'ailleurs, pour le dire en
paſſant, eſt il bien vrai qu'on ait tant à
craindre, ou tant à eſperer de l'évacuation par les ſelles? On comprend aiſe-
ment combien d'inconveniens doivent
arriver neceſſairement de la retenuë de
l'urine, de la bile & de l'évacuation
particuliere au ſexe, parce qu'elles tiennent de la nature des ſecretions, c'eſt à
dire, de ces liqueurs qui ſe ſeparent du
ſang, pour la conſervation de la ſanté, &
qui doivent par conſequent cauſer beaucoup de trouble & amaſſer beaucoup de
ſucs dangereux & ſuperflus, ſi elles viennent à rentrer dans les vaiſſeaux; mais
il n'en eſt pas de même de l'évacuation
par les ſelles, parce que ce n'eſt pas une
ſecretion ou une humeur qui ſe ſépare du
ſang, mais la décharge du ſuperflu des
alimens qui n'a point dû ſe porter dans
les vaiſſeaux. Cette évacuation donc ne
fera tout au plus qu'épargner au ſang le
mélange d'une matiere impure, on dit
au plus, parce qu'il ne paroît pas trop

prouvé que le séjour même de ces su-
perfluitez dût estre si malfaisant ou capable de soüiller le sang ; puisque la nature
a paru ne rien craindre de leur séjour, en
les faisant passer lentement par le plus
long canal qui soit dans le corps, qui est
celui des intestins. Pourquoy donc les
Chymistes s'oublient-ils si fort dans cette occasion ? portez comme ils sont naturellement à multiplier les feux & à en
reconnoître de tant de sortes, & char-
mez toûjours de ce qui sent le fourneau,
comment ne se sont-ils pas avisez d'établir au milieu des intestins & dans ce
prétendu amas d'ordures, un *f u de fu-
mier* qui dans leurs principes auroit pû
avoir son utilité ? Mais si cette pensée
n'est point de leur goût, du moins a-
t-on de quoy se rassurer contre la frayeur
qu'on s'est faite de ce prétendu amas
d'ordures, pour peu d'attention qu'on
fasse au peu de matiere qui se vuide jour-
nellement par les intestins, & au peu de
mal qui en revient quand cette évacuation s'arrête. Ce mal est de si petite con-
sequence que l'on voit tous les jours des
personnes qui sans s'incommoder peuvent se passer des quinze jours entiers
d'aller à la selle. On objectera peut-estre
que

que l'évacuation par les felles doit eftre plus confiderable qu'on ne l'a dit, à raifon de la bile qui fe décharge auffi par cette voye ; car fi le foye d'un chien fournit deux gros de bile par heure, ce qui ira à fix onces dans vingt-quatre heures ; il faudra qu'il s'en fépare dans le foye d'un homme, une livre au moins dans un pareil efpace de temps, ce qui eftant joint au fuperflu des alimens doit faire un gros volume d'humeurs à évacuer par les felles. Mais quand on accorderoit au foye cette quantité de bile, il eft démontré d'ailleurs qu'il n'en peut fortir que tres-peu par la voye des felles, puifqu'il eft conftant par les experiences de *Sanctorius*, que le bas ventre n'évacuë gueres plus de quatre onces de matieres par jour, d'où il s'enfuivra que la bile fe remêlera avec le Chyle pour eftre reportée dans le fang & y circuler de nouveau.

On prétendra peut-eftre conclure de cecy que la purgation doit donc eftre un remede d'une tres-petite confequence, s'il eft vrai qu'il y ait fi peu à évacuer par les felles ; mais fans cela même ce remede fera d'une toute autre utilité. Pour s'en convaincre, il ne faut que re-

B

fléchir fur ce qui fait le danger des grandes maladies; ce danger vient de ce que le
fang emporté par fon feu, & pouffé par la
Syftole redoublée des parties folides qui
enhatent le cours, eft toûjours à la veille
de prendre des engagemens dans les vifceres & d'y faire des dépots. Pour prévenir ces malheurs on employe à temps &
à propos les purgatifs, & encore plus
utilement les *Emetiques*, dans la veuë de
potter dans toutes les parties du bas ventre un ébranlement univerfel; fans doute,
diront quelques-uns, pour procurer une
évacuation confiderable ; mais au contraire, car felon la remarque d'*Ettmul-
ler*, ce qu'on doit fe promettre de la
purgation, doit naturellement eftre d'un
tres-petit volume ; de forte que fi l'évacuation eft grande, ce fera felon lui, ou
un malheur ou un accident. Le principal
avantage donc de la purgation, fera tan-
tôt de corriger le fang, fouvent de rectifier fes mouvemens en les rappellant au
naturel, quelquefois de remettre en branle ce mouvement quand il fe rallentit,
& prefque toûjours pour en rétablir
l'ordre & l'uniformité. Or la plûpart
de ces avantages dépendent moins des
fluides ou des liqueurs évacuées, que de

l'impreſſion que les purgatifs font ſur
les parties ſolides & nerveuſes ; car
comme celles - cy ont le plus de part
dans l'état de ſanté à l'équilibre des liqueurs qu'elles contiennent, ces mêmes
ſolides excitez à propos dans l'état de
maladie peuvent même ſans rien évacuer
des liqueurs contenuës, rétablir cet équilibre. On peut s'en convaincre par l'utilité qu'on retire des ligatures, des fric-
tions & de ſemblables applications exte-
rieures dont la Médecine ancienne &
moderne s'eſt toûjours ſervi utilement,
& cela pour rappeller les ſolides à leurs
mouvemens naturels en excitant en cer-
tains endroits des picotemens, des agita-
tions & des ébranlemens propres à re-
veiller les eſprits ou à rétablir leur cours
dans leur direction naturelle. Donc, l'é-
vacuation qui ſuit l'operation d'un remede qui picotte, ébranle & irrite, fait
moins le rétabliſſement de la ſanté, que
la marque d'une ſanté rétablie. En effet,
puiſque cette évacuation ne devient utile que parce que le remede qui l'a cau-
ſée eſt venu à bout de rompre les déterminations vicieuſes des liquides, & con-
traindre les ſolides par une détermination contraire à ſe relâcher & à repren-

B ij

dre 'eur souplesse naturelle, elle ne fait
qu'assurer le Médecin que les irritations
convulsives des parties sont calmées, &
que les digues estant forcées, le sang &
les esprits ont repris leur cours ordinaire. Tout cecy est si vrai que ce n'est pas
par la quantité des matieres évacuées
que le Prince de la Médecine veut qu'on
estime une évacuation, mais par leurs
qualitez ; c'est à dire, par la facilité avec
laquelle les parties laissent aller les humeurs, & celle avec laquelle le malade
souffre l'évacuation. En effet, la quantité en matiere de purgation doit estre
ou tres-moderée, si la nature y coope-
re, ou tres-suspecte, si elle est trop copieuse. Il n'en est pas de même de la
Transpiration qui de sa nature doit estre
tout à la fois ample & necessaire, parce
qu'elle ne vuide pas seulement une partie, mais tout le corps ; parce qu'elle
n'emporte pas seulement quelques res-
tes de matiere inutile, mais qu'elle é-
vacuë sous la forme d'une vapeur imperceptible, tout le suc nourricier, puisque tout ce qu'une personne saine prend
de nourriture, s'échape par cette voye.
Cela feroit donc croire que dans les
adultes, l'usage du suc nourricier ne

feroit que de repandre une douce rofée
fur toutes les parties pour les tenir fouples; aprés quoy il deviendroit à rien &
fe diffiperoit en vapeurs. Ainfi le corps humain où tout fe paffe par voye de broyement & de trituration pourroit fe comparer dans les adultes ( en qui toutes les
parties ont pris leur croiffance & leurs
dimenfions ) à une forte de moulin à eau
dont tous les refforts auroient moins befoin pour s'entretenir d'un fuc qui les
groffit & les fit croître, que de la vapeur de
quelque liqueur douce, qui comme un
e *Bain de vapeur*, les humecta & les tint
fouples. Or ce fuc vaporeux ne fera autre
chofe que le Chyle qui paffant dans les
nerfs s'appelle fuc nerveux, & qui aprés a-
voir parcouru en circulant tous les nerfs,
les membranes & fur tout la peau, qui n'eft
que l'aboutiffement des nerfs, perd enfin dans l'habitude du corps tout ce
qu'il a de mieux affiné en vapeurs, tandis
que ce qui lui refte de moins travaillé
& de plus groffier eft repris par les lymphatiques; & fuivant cette penfée on

*Bain de Vapeurs*, terme de Chymie, c'eft
une maniere d'èchauffer quelque chofe à la vapeur d'eau boüillante.

pourroit soupçonner que ce sont moins
les arteres que les nerfs qui porteront
la matiere de l'insensible transpiration.
Quoyqu'il en soit, qu'on dise aprés cela
si l'on veut que la vie de l'homme n'est
qu'un vent ou une fumée, ce ne sera point
à tort ; car on voit par tout ce qu'on
vient de dire que ce n'est qu'un air qui
s'échape ou une vapeur qui fuit ; aussi la
mort s'aprête-t-elle de saisir l'homme
dés que cette vapeur s'arrête un moment;
si on ne se hâte d'y suppléer par un remede qui tout à la fois satisfasse à la qualité de cette évacuation & à sa quantité.

## I I.

Si on demande quel est ce remede,
& à quoy on le reconnoît ? Le voicy :
Il convient également au bien des solides & à celui des fluides ; il rend ceux-
cy plus coulans & facilite le mouvement
Systaltique des autres. Car il est bon de
remarquer que c'est une méprise assez ordinaire dans la cure des maladies, d'en
chercher uniquement les causes dans les
humeurs qui sont les fluides, lorsqu'elles sont principalement dans les solides
ou dans la substance des parties. Il est

bien vrai qu'un Médecin doit d'abord
s'affurer de l'état du fang ; mais en cela
même il ne doit point aller trop loin, car
les folides tout faits comme ils font pour
la trituration , paroiffent avoir plus de
part à l'ouvrage de la tranfpiration qui
en eft la fin ou le terme, que les fluides ou
les liqueurs, qui dans cette occafion gou-
vernent moins qu'elles ne font gouver-
nées ou regies elles-mêmes. Car fuppo-
fez d'un côté une force extraordinaire,
telle que doit eftre celle qui refulte de
l'action des Meninges & du cœur , &
qui femblable à celle d'un pifton des
plus forts , aidé encore du mouvement
des arteres, chaffe le fang jufqu'aux ex-
trêmitez du corps & l'oblige à circuler
continuellement; de l'autre concevez que
cette liqueur pouffée , eft de nature à fe
laiffer divifer,qu'elle doit trouver autant
de refiftances & de digues que les vaiffeaux lui oppoferont de plis & de replis
à furmonter ; il faudra neceffairement
que cette liqueur fe broye & fe brife à
l'infini. Sans donc avoir recours ni aux
levains , ni à tant de vaines imaginations
de configurations differentes & de pores
diverfifiez , toutes fictions également di-
gnes d'un anathême éternel , on com-

prendra, pour peu qu'on sçache les loix
du mouvement, & ce qui resulte du choc
des corps, que le sang sera contraint de
s'affiner & de se mouler pour ainsi dire
sur les differens vaisseaux qu'il aura à tra-
verser & de s'accommoder à leurs differens diametres ; à l'aide donc de cette
méchanique il pourra se filtrer dans toutes les differentes parties & devenir enfin
la matiere de l'insensible transpiration.
Un seul exemple fait comprendre cette
pensée ; on l'emprunte de l'or lequel passant à travers de tres - étroites filieres,
peut, quoyqu'il soit tres-dur, se réduire en filets tres-minces ; mais le sang tra-
versant comme il fait des tuyaux incom-
parablement plus étroits que ces filieres,
doit estre par consequent plus aisé à s'affiner, parce qu'il est plus *ductile* & qu'il
prête davantage que l'or le plus fin sous
la force qui le travaille. C'est pourquoy,
non-seulement il s'affine jusqu'au point
presque de se dérober aux sens, mais il
perd encore tout ce qu'il pouvoit avoir
de moins pur & se réduit en vapeur imperceptible. On pourroit donc croire
que cette liqueur contenuë dans les vaisseaux qui passe pour estre si composée, &
qu'on nomme sang, bile, lymphe, &c.
n'est

n'eſt dans le fond qu'une même & ſeule
matiere, qui prend des noms & des qualitez differentes, ſuivant qu'elle eſt plus
ou moins affinée & ſuivant les differentes filieres, ou les divers diametres de
vaiſſeaux qu'elle a traverſez. Ce n'eſt donc
pas uniquement du ſang que ce qui circule dans les vaiſſeaux, car ce qui tout à
l'heure eſtoit Chyle, emporté par le même mouvement circulaire, devient ſang
dans les arteres, eſprit dans les nerfs,
vapeur ou matiere vaporeuſe dans les
vaiſſeaux capillaires, lymphe enfin dans
les lymphatiques qui reportent cette liqueur dans les vénes, pour la travailler
de nouveau & l'affiner davantage.

Pour faire à preſent comprendre la
ſtructure des vaiſſeaux dans leſquels doit
ſe préparer la matiere de la Tranſpiration. On peut dire que comme il eſt
des figures qui ne ſont faites que d'un
ſeul trait de Burin differemment con-
tourné, de même cet aſſemblage de
tuyaux qui compoſe les viſceres & toutes
les parties du corps, n'eſt apparamment
qu'un ſeul canal ou vaiſſeau qui s'étend
par-tout, gardant plus ou moins de lar-
geur, ſuivant le beſoin des parties qu'il
compoſe, & qui à travers un million

C

de différens contours, conserve plus ou
moins de ressort & de ce mouvement
systaltique ou d'ondulation qu'il a reçû
du cerveau. Cette pensée paroît d'autant
plus raisonnable, que tels soins qu'on apporte, suivant la remarque du Prince de
la Medecine, pour démêler où commen-
cent & finissent les vaisseaux du corps
humain, on n'y comprend autre chose,
sinon qu'ils décrivent un cercle conti-
nuel, où on ne découvre ni commencement ni fin. De ces différens contours de vaisseaux, il s'est formé des pelotons, & de ces pelotons des visceres,
& parce qu'il y a dans ces vaisseaux un
mouvement peristaltique ou d'oscillation
capable de pétrir & de broyer; on pourroit comparer ces visceres à autant d'es-
tomacs particuliers où se prépareroient
les sucs propres à chaque viscere; ou à
autant d'ouvroirs où chacun de ces sucs
se revétiroit de ses qualitez propres, &
d'où il emprunteroit l'ordre & les retours
de ses circulations & de ses filtrations;
par là on pourroit expliquer ces mouvemens périodiques qui ont jusqu'à present si fort fatigué les esprits, en comparant la structure des visceres à celle des
horloges, & aux orbes celestes, qui a-

chevent leurs revolutions dans un jour,
dans un mois ou dans un an ; parce qu'en
effet il eſt des ſecretions ou filtrations
qui s'achevent les unes dans quelques
heures, d'autres dans un jour, dans un
mois, ou dans un an; quelques-unes dans
pluſieurs années. En voicy les raiſons :
C'eſt que comme dans une horloge &
dans la machine des Cieux ; il y a dans
l'une des rouës, & dans l'autre des glo-
bes qui font leur tour les uns plûtoſt,
les autres plus tard ; de même auſſi les
viſceres ſont compoſez de pelotons & de
replis de vaiſſeaux, que les liqueurs par-
courent & traverſent en plus ou moins
de temps ; & ce que cette méchanique
a de plus merveilleux, c'eſt qu'un ſeul
vaiſſeau & une ſeule liqueur ſuffiſent à
routes ces révolutions. Fut-il jamais d'occaſion où la grandeur & la puiſſance de
la nature parut davantage, que dans une
ſimplicité ſi dénuée, ou dans un dénuë-
ment ſi parfait ! Mais ce qui releve encore cette merveille, c'eſt qu'une ſeule
ſorte de mouvement ſuffit pour les entretenir ; mais un mouvement doux & ſim-
ple, qui n'eſt autre choſe que cette impreſſion imperceptible, cette oſcillation
ſecrette que la nature a d'abord attachée

C ij

aux folides, & par eux aux liqueurs ;
mouvement enfin toujours le même , qui
tout feul & par le feul broyement qu'il
opere , rend les liqueurs propres à toutes
fortes de filtrations, & capables de s'é-
chaper par l'infenfible tranfpiration.

L'origine de ce mouvement n'eft pas
moins admirable , car il n'eft rien moins
qu'une portion de cet efprit de vie que le
Créateur imprima dans le fang du premier homme ; & c'eft par luy encore que
les germes d'où devoit naître tout ce
qu'il y auroit jamais d'hommes à l'ave-
nir , & que le Créateur avoit renfermez
dans la premiere femme , deviennent
encore tous les jours feçonds. Ainfi la
vie de l'homme n'eft pas toute à lui feul,
il la partage avec ceux des fiécles futurs,
puifque d'un feul homme pourroient naître des mondes entiers, du moins eft-il
vrai que chacun de ces germes contient
l'ébauche de l'homme qui en doit naître;
on peut donc fe le reprefenter comme
un petit compofé de reflorts ou d'orga-
nes que le doigt du Créateur a fi fage-
ment difpofés , qu'ils font toûjours tout
prêts à prendre le branle & à entrer en
mouvement , dés qu'il leur viendra d'ailleurs quelque nouvelle force , qui met-

té en œuvre cette puissance jusqu'alors
suspenduë & oisive. Or c'est de la fécondation que cette nouvelle force doit
venir ; cette fécondation se fait , & par
là le branle donné aux ressorts excite
la vertu des parties, qui sans cela se trou-
voient sans mouvement & sans action ;
tout se développe donc , se réveille & se
trémousse, pour ainsi dire , pour faire é-
clore un animal & le faire sortir de
son ébauche. Il commence enfin à vivre
& dés aussi-tost on apperçoit dans ses
parties naissantes une systole ou un battement manifeste; la sorte de mouvement
sans doute , qui ressemble le mieux à ce
que nous avons jusqu'à present nommé
Oscillation; & c'est cette systole ou battement qui se conservant dans les parties
à mesure qu'elles grossissent & qu'elles
se développent, s'y perpetuë constamment
jusqu'à la fin de vie.

Voilà comme se fait le mouvement
des parties , & comment se forme l'*Oscillation* ; mais voicy jusqu'où va la force de ce ressort & de cette Oscillation,
& de quoy ils sont capables. Les corps
qui sont susceptibles de ressort, s'en don-
nent d'autant plus qu'ils ont esté plus bat-
tus & plus applatis sous le marteau. De-

là donc il est prouvé que le ressort des parties du corps sera au dessus de tous les ressorts imaginables, puisqu'il n'y a rien dont l'extension & l'allongement ait esté porté si loin. En effet, l'ébauche du corps humain, qui renfermé encore dans son germe, comme dans un œuf, ne pesoit au plus qu'un grain, se donne aprés la fecondation, & par son développement, dans le corps d'un adulte jusqu'à cent livres & plus, de masse & de pesant; c'est donc un grain qui s'al-longeant, & se grossissant, parvient peser cinq cens soixante mille grains. On doit certainement se promettre une étran-ge force de ressort d'une extension si surprenante; aussi se trouve t'elle telle dans les meninges, dans le cœur & dans le ventricule, qui sont des exemples de cette force & de ce ressort presqu'incon-cevables. Pour commencer par le cœur, on sçait que de lui seul sans le secours des arteres il pourroit soûtenir l'effort de trois mille livres & plus, & que ne faisant que pousser le sang comme il fait dans l'espace d'un jour au delà des arte-res, il fait la même chose que s'il sur-montoit la resistance de 756000000 liv. Qu'elle sera donc l'énormité de la ré-

fiſtance qu'il ſurmonte, ſi on ſonge que
non ſeulement il a à pouſſer le ſang
hors des arteres, mais qu'il doit encore vaincre la reſiſtance des nerfs & des
lymphatiques, puiſque c'eſt principalement par ſes impulſions que la lymphe
& le ſuc nerveux circulent? On connoît encore l'immenſe force du ventricule, & on ſçait qu'elle eſt équivalente
à un poids de 12951 livres. Mais ſi on
juge de la force du cœur & du ventricule par les reſiſtances qu'ils ſurmontent, celles des meninges doit paſſer
pour énorme, puiſque c'eſt d'elles que
toutes les parties fluides & ſolides em-
pruntent la meilleure partie de la leur,
& que c'eſt par conſequent par elles que
ſe ſurmontent la plûpart des reſiſtances
qui ſe trouvent dans tout le corps. On
dira peut eſtre que cette force des mé-
ninges eſt exagerée & qu'elle feroit
même ſuperfluë; mais en la comparant
avec ce qu'elle a à produire, c'eſt à dire,
avec ce broyement inconcevable qu'elle
doit procurer dans la matiere de l'inſen-
ſible tranſpiration, & avec cette immenſe quantité qu'elle doit évacuer tous les
jours par cette voye; on conviendra que
la force que nous attribuons icy aux viſ-

C iiij

ceres & à tous les solides, n'a rien de trop.
Or pour comprendre jusqu'à quel point
se porte la division de la matiere dans
nos corps, il ne faut que faire reflexion
qu'un grain de cuivre dissout dans trois
cens quatre-vingt-cinq mille deux cens
grains d'eau, conserve encore une bonne
partie de sa couleur ; donc de ce que des
livres entieres de matiere se dissipent tous
les jours par l'insensible transpiration,
sans qu'il en reste aucune trace sous les
sens ; il faut que la division ou trituration qui s'en fait, soit au dessus de tout
calcul, & de toute créance. Qui ne croi-
ra aprés cela que la force qui opere cet
effet ne soit prodigieuse ! Ouy, certes,
elle doit estre telle, & d'autant plus que
ce qui la modere & lui tient lieu de con-
tre-poids n'est presque rien de plus qu'un
atôme, car quoy de plus petit que vingt
livres de sang, si on les compare avec
la puissance des solides qui composent
toute la masse du corps humain ? Cependant sous un si petit volume, elles ope-
rent cette autre merveille de pouvoir re-
tenir dans de justes bornes cette force in-
comprehensible. Que cecy donc fasse
comprendre que quand il est question
d'humeurs, par rapport à la santé, c'est

moins de leur quantité, dont il faut s'oc-
cuper, que de cette proportion & de cet
ordre qu'elles doivent garder pour entretenir l'équilibre, c'est à dire, l'integrité
des fonctions. Mais le sang procure encore outre cet équilibre qu'il entretient,
un autre avantage; c'est qu'à force de trituration & de broyement, il se *spiritualise*
pour ainsi dire, & penetre le cerveau
comme un air tres-fin, ou comme un
esprit imperceptible. Car c'est une matiere qui ressemble plus à un esprit, qu'à
un corps; matiere qui coule & s'im-
bibe sans estre liqueur; matiere qui
penetre & humecte sans estre veritable-
ment humeur. En effet, s'il est vrai que
ce n'est pas la substance, ni une portion
du mineral, mais la vapeur & l'esprit
qui en exhale, qui fait la force & la
vertu des eaux minerales, sera-t-il moins
raisonnable de penser que l'esprit animal
qui entretient la force du corps humain,
est moins une vraie liqueur qui se soit
séparée du sang, qu'une vapeur fine &
subtile qui en sort & s'en éleve continuellement ? Il faut donc concevoir par
cette vapeur une matiere tres-subtile ou
un air tres délié, qui s'insinuë & s'imbi-
be dans la substance du cerveau, substan-

ce qui eſtant toute ſpongieuſe, fait dans
cette occaſion la même choſe que le papier gris & les étamines dont on ſe ſert
en Chymie pour dépoüiller les liqueurs
de ce qu'elles auroient d'impur & de
terreſtre. Le cerveau imbibé de cette matiere ſpiritueuſe, la tranſmet à travers
de ſa ſubſtance dans les nerfs, à peu
prés comme en Phyſique, on voit l'eau
traverſer d'un bout à l'autre une liſiere
moüillée ; c'eſt donc comme une roſée
tres-fine qui ſuinte inſenſiblement du
cerveau dans les cordons des nerfs qui
en ſortent, & qui par la contraction habituelle des membranes qui les envelop-
pent & les compriment, eſt obligée de
prendre ſon cours vers les extremitez.
Arrivée qu'elle y eſt, elle ſe répand dans
tous les filets nerveux ; & les penetrant,
comme feroient de petits coins, ou les
gonflant comme l'humidité gonfle les
cordes, donne aux parties cette fermeté
naturelle, en quoy conſiſte leur élaſti-
cité & leur force habituelle.

Si l'on eſt en peine d'où peut venir la
prodigieuſe quantité de matiere ſpiritueuſe qu'il faudra pour pouvoir penetrer
tout le corps humain, veu ſur tout qu'il
ne contient que tres-peu de liqueurs ſen-

fibles ; il ne faudra pour en trouver la source que se souvenir qu'une once d'or en feüilles suffit pour dorer un fil d'argent de 777600 pieds de long ; c'est à dire, qu'une once d'or peut s'affiner au point de pouvoir s'allonger de la longueur de 155000 pas. Or sera-t-il impossible que le sang, plus pur infiniment & plus ductile que le plus fin or, puisse produire assez de matiere spiritueuse, qui à force de s'affiner parvienne à se répandre jusques dans les parties du corps les plus secrettes & les plus éloignées ?

## III.

Que d'inconveniens donc & que de maux à craindre si cette trituration ne se faisoit pas comme il faut ? Le sang se trouveroit moins leger & mal petri, & par consequent il opposeroit au cœur & aux arteres un obstacle & une resistance plus difficile à surmonter ; il seroit donc moins divisé & fourniroit moins de matiere à la transpiration. Supposons, par exemple, que le sang moins divisé fournisse dans chaque systole un quart de grain moins que l'ordinaire à

l'infenfible tranfpiration, ce feront neuf
onces de liqueur qui feront retenuës par
jour dans les vaiffeaux, & qui groffiront
d'autant la maffe du fang, tandis que
l'infenfible tranfpiration diminuëra de la
même quantité. Mais fi la maffe du fang
s'augmentoit à proportion tous les jours,
pendant des femaines ou des mois entiers,
fon volume croîtroit à l'excez, du moins
parviendroit - il enfin à augmenter du
double. Cependant la force des folides &
en particulier du cœur & des arteres, eft
bornée par la nature qui ne la faite que
pour pouvoir pouffer la valeur de vingt
livres ; il faudra donc ou trouver le
moyen de doubler auffi cette force, ou fi
cela eft impoffible, il faudra diminuer la
moitié du fang, & par là on fe trouve
pleinement convaincu de la neceffité de
la faignée. Mais quelle convenance diront quelques-uns entre la faignée & la
tranfpiration diminuée, puifque la caufe
de cette diminution n'eft autre qu'un a-
cide qui épaiffit le fang, & que l'on ne
voit nul rapport entre du fang répandu,
& un acide à corriger ?

Mais quoy, feroit - ce donc que les
Médecins d'aujourd'huy feroient devenus femblables à ces partifans outrez de

l'acide qui prétendent en voir par tout? & qui à la seule mention d'une maladie encore inconnuë se representent un acide contre lequel ils auront à lutter, ou à combattre. Cependant cette idée de combat & de violence à exercer ne convient gueres à celle qu'on doit se faire d'un habile Médecin, car c'est par l'addresse plûtost que par la force qu'on guérir les maladies. Voicy comme un sçavant Auteur de nos jours parle sur cette matiere. " Les Maladies, dit-il,

,, ne sont que des écarts que la nature
,, souffre & qui la détournent de son
,, droit chemin ; ce sont des égaremens
,, qui la fourvoyent & qui la font sortir
,, de son niveau. Leurs causes se doivent prendre ou dans les qualitez vicieuses des solides, soit qu'ils perdent de leur ressort par le relâchement de leurs fibres, soit qu'ils en acquierent trop par leur disposition convulsive; où elles doivent se prendre dans le vice des liquides tel que seroit le trop ou le trop peu d'élasticité dans les esprits, le rallentissement dans le sang & dans les autres liqueurs, ou enfin leurs fermentations excessives.

L'art donc de remedier à tous ces

defordres fera de redreffer cette nature
égarée & de la ramener avec adreffe ,
en rendant aux fibres leur tenfion naturelle , & en redonnant aux efprits, au
fang, à la lymphe & à toutes les liqueurs
leur conftitution propre & l'uniformité
de leur circulation. Or rien n'eft plus
capable que la faignée pour réparer tous
ces defordres & rendre aux liqueurs leurs
qualitez, & fur tout leur fluidité & leur
équilibre ; rien par confequent ne peut fi
bien procurer une ample & loüable tranfpiration. Pour le comprendre , il faut fe
fouvenir que rien ne contribuë tant à
entretenir cette évacuation que le mouvement periftaltique des vaiffeaux où
font contenus les fucs qui doivent tranf-
pirer , parce que c'eft comme une main
qui les comprime alternativement de
haut en bas. Or cette compreffion alter-
native doit eftre douce & molle , de
forte que fi quelque chofe vient à trop
hâter ce mouvement , le fang qui n'auroit dû couler que par mefure, précipitera fa courfe , & s'embaraffant lui-même fe rallentira & s'épaiffira. Cecy fe
fait dans le fang à peu prés de la même
maniere que dans la laine qui à force d'ê-
tre bien battuë & bien entaffée prend

dans la main des ouvriers, ( des chap-
peliers par exemple ) la reſſemblance &
la fermeté du plus fort drap; le ſang donc
auſſi continuellement battu par les pul-
ſations & les coups redoublez des arteres qui comme autant de pilons frappent
& ſerrent ſes fibres, prendra une tiſſure
denſe & compacte ; ce qui devient d'autant plus croyable qu'on ſçait que deux
bares de Fer rougies au feu, peuvent à force de coups de marteau ſans aucun inter-
mede s'unir enſemble. Or cette compa-
raiſon convient aſſez à la nature de la fibre du ſang, car capable naturellement
comme elle eſt de ſe reſſerrer en elle-
même, elle doit s'épaiſſir & paſſer dans
cette coüéne, auſſi coriaſſe qu'un parche-
min, telle qu'on l'obſerve dans les maladies, ſi les arteres toutes brûlantes du feu
de la fiévre, la battent par des coups
trop durs & trop frequents ; au lieu que
cette fibre qui eſt la matiere de la nourriture, ſe laiſſe tous les jours diviſer &
reſoudre dans un ſuc fin, ſubtil & capable de tranſpiration, lorſque dans l'é-
tat de ſanté elle eſt mollement broyée
par la ſyſtole naturelle des vaiſſeaux. Que
ſi cette coüéne ou cet épaiſſiſſement outré du ſuc nourricier, n'arrive pas toû-

jours, du moins se trouvant imparfaitement brisé il se rallentit, & aigri par
son séjour il fronce & serre en irri-
tant les fibres des parties & embarasse
enfin les visceres. Dans cette disposition
sera-ce avec des extraits, des teintures,
des volatils, ou du moins des remedes
propres à attenuer le sang & à le volatili-
ser, qu'on se proposera de rendre aux liqueurs leur fluidité & leur cours ? Ce seroit certes la manœuvre d'un novice &
d'un homme peu exercé en Medecine,
& qui lui réüssiroit mal ; car c'est une
maxime de pratique autorisée par l'observation, que tandis que la circulation
du sang est retardée dans l'extremité des
vaisseaux, elle est précipitée dans le centre du cops ; de sorte qu'en même temps
que le sang s'arrête dans les vaisseaux capillaires, il s'agite, se fermente & fait
effort dans les grands, où à force de mouvement il s'enflâme, & ainsi dans ces
cas la saignée devient plus convenable &
plus sûre. En effet, elle décharge le corps
d'un sang devenu superflu & malfaisant
& par même moyen elle léve tous les
obstacles & les embarras qu'il causoit ;
car les vaisseaux plus à l'aise reprennent
leur jeu, c'est à dire, leur mouvement
peristal-

periftaltique ou d'ofcillation, & le fang
en circule plus legerement & avec plus
d'aifance. Enfin par une fuite naturelle
les liqueurs qui eftoient croupiffantes
prennent d'autres fituations, elles fe dé-
tachent des endroits qui les arrêtoient,
& heureufement déplacées, elles reprennent le fil de la circulation & fe laiffent
aller au courant. Bien plus, les parties
folides ayant repris leur foupleffe & les
fluides, leur liberté, le commerce des
liqueurs fe trouve rétabli, & le fang re-
mis en route recommence à fe dépurer
& à faire fes fecretions, & la tranfpiration en particulier redevient libre, aifée
& copieufe. C'eft par ces moyens qu'une
fueur naturelle & abondante furvient fouvent aprés la faignée, & qu'un Médecin
a la fatisfaction alors de voir fous fes
yeux & en peu d'heures, échaper de la
mort des malades defefperez. Comment
concevoir, dira-t-on, qu'il puiffe fe faire
une revolution fi foudaine & fi heureu-
fe dans toute la perfonne d'un malade,
uniquement à l'occafion d'une legere ouverture qu'on aura faite dans quelque endroit pour donner iffuë au fang ? On
n'en fera plus furpris quand on fe fou-
viendra que toutes les liqueurs, foit cel-

D

les des grands vaiſſeaux, ſoit celles des petits, font dans nos corps une file conti-nuë, de ſorte que du centre à la circonfe-rence ou à l habitude, elles font effort l'une ſur l'autre & ſe pouſſent en avant. Si donc l'on vient à interrompre cette file en faiſant une ouverture, l'endroit de l'interruption faiſant comme un vuide, & moins de reſiſtance aux liqueurs qui ſuivent, celles-cy doivent s'échapper, & les plus éloignées qui pouſſoient celles-cy, doivent ſuivre le même courant & la même détermination. Et c'eſt aiuſi que toute l'œconomie du corps peut changer de face dans un moment. Cette méchanique fera comprendre encore comment à raiſon des proportions chan-gées, ſoit dans les viteſſes des mouvé-mens, ſoit dans les quantirez des li-queurs, les révulſions & les dérivations ſe font en Médecine, qui par conſé-quent ne ſont point des eſtres de raiſon comme on voudroit le perſuader. Un ſeul exemple ſuffira pour s'en convain-cre, c'eſt celui de la Saignée du pied dans les inflammations & fluxions de poitrine. Car qui ne voit que ſuivant les regles qu'on vient d'établir, cette Sai-gnée eſt dans cette occaſion un coup bien hardi & sujet à de terribles écueils. Car enfin le sang poussé par la fiévre ayant forcé le ressort des vésicules pulmonaires, s'est engagé dans ce viscere, & y a interrompu l'uniformité de la circulation & l'équilibre naturel des fluides, avec les solides; mais dés-là on apperçoit le danger qu'il y a d'attirer le sang du cerveau sur les parties basses; parce que rencontrant sur sa route ce viscere affoibli, qui par consequent opposera moins de resistance à son cours, vers lequel d'ailleurs il trouvera un chemin déja tout frayé par la route que la fluxion s'est faite, il augmentera l'engagement commencé & précipitera le malade dans un râllement soudain & mortel. Par les mêmes raisons on découvre encore pourquoy il est plus sûr & plus efficace de préferer la Saignée de l'artere à celle de la véne, lorsqu'il faut promptement rompre & détourner l'impetuosité du sang pour le porter ailleurs. Il est donc prouvé par tout ce qu'on vient de dire, qu'il n'y a nul danger à diminuer par la Saignée le volume des liqueurs quand il s'en est trop amassé dans les vaisseaux, mais on va voir qu'il y en auroit infiniment à se proposer d'augmenter la force & le ressort des parties solides, afin qu'elles pûssent toutes seules évacuer ce superflu par l'insensible transpiration.

En voicy la preuve. Seroit ce à force de volatils ou de remedes agaçans qu'on voudroit rehausser le ressort des solides? On parviendroit plûtost à tout crever & à tout rompre ; d'autant plus qu'une des causes ordinaires de l'insensible transpiration arrêtée, est le resserrement des parties déja trop bandées par une disposition convulsive. Ajoutez que tout ce qui est nerf ou membrane ayant naturellement une facilité merveilleuse à entrer en contraction & à se bander, on trouve par experience qu'ils sont si sensibles & si aisez à blesser que toute autre impression que celle du tremoussement & de l'ondulation, les fronce tout d'abord, les roidit & les jette en convulsion. Puis donc qu'ainsi est, ne comprendra-t-on jamais qu'un ouvrage aussi délicat que le corps humain, & que le Createur a travaillé avec tant d'art & de finesse, devroit estre mis à moins d'épreuves & à l'abri de tant de violens remedes.

## I V.

Quelques-uns pourroient croire que les Sudorifiques seroient les substituts naturels de la transpiration. Mais on sçait au contraire que rien ne ressemble si peu à la transpiration que la sueur. On entend par transpiration l'évacuation non d'une veritable humeur, mais la dissipation d'une vapeur ou d'une fumée; c'est l'œuvre d'une nature maîtresse, & la marque d'un chyle parfaitement broyé & qui a passé par toutes les coctions; cette évacuation enfin n'est jamais plus loüable que quand elle ne se fait ni voir, ni sentir. La sueur au contraire fait souvent voir une nature oppressée & languissante sous le poids des humeurs crüës & qui n'ont esté qu'imparfaitement petries & brisées, car ce qui sort par la sueur qu'un remede acre & brulant procure, est moins un suc bien digeré dont la nature se décharge à propos, qu'une surabondance de sérositez indigestes & mal domptées, qu'on lui arrache ou qui s'échape malgré-elle. Aprés cela pourra-t on faire passer pour un leger abus celui de tant de *guérisseurs*, qui font des sudori-

fiques des remedes à tous maux, à tous
âges, convenables à tout temps & à tout
païs? ou plûtoſt qui ne ſera touché de la
ſotte crédulité du commun des hommes,
qui eſtant gens ſimples, aiſez à ſéduire &
comme les duppes nez de la charlatane-
rie, meurent contens, pourvû qu'on les
ait bien fait ſuer. Cependant il faut qu'un
ſudorifique ſoit ſujet à de terribles é-
cueils, puiſqu'on lui connoît tant de
dangers avouez, & qu'il demande tant
de précautions. Ses dangers viennent ſur
tout de l'operation inconſtante de ce remede, car tantoſt il ſupprime les ſueurs
qu'on s'en promettoit, tantoſt il provo-
que les urines qu'on n'attendoit point.
On l'a vû changer de ſimples rhûmes en
pleureſies, des fiévres intermittentes en
continuës, & celles-cy en fiévres arden-
tes, accompagnées de ſaignemens de
nez, de réveries & de phreveſies. Dans
les uns, les ſudorifiques tirent juſqu'au ſang, dans d'autres ils ne tireront
pas une goutte de ſeroſité, comme dans
les ſcorbutiques, les mélancholiques,
les hypochondriaques, & dans ceux qui
ſont travaillez de longs cours de ventre,
ou de diſſenteries. L'obſervation a encore fait connoître qu'il eſt impoſſible de

faire ſuer ceux en qui le foye ou la ratte
eſt ſchirreuſe, & la raiſon de tout cecy,
c'eſt que comme il eſt vrai que la tranſpiration n'eſt libre & abondante qu'autant
que l'eſtomac eſt ſain & vigoureux ; de
même on ne doit ſe promettre de ſueur
qu'autant que les principaux viſceres ſeront dans leur conſtitution naturelle. Il
eſt vrai que pour prévenir tous les inconveniens des ſudorifiques, on a imaginé
pluſieurs ſortes d'alliages ou de mélan-
ges, comme des volatils, des fixes, des
acides, des huileux & ſur tout des nar-
cotiques qu'on marie avec eux, dans la
veuë ou d'avancer leur action, ou d'arrêter leur fougue.

Mais ce ſont ſoins ſuperflus ou peine
perduë, car c'eſt une difficulté ſouvent
inſurmontable que de rectifier une choſe naturellement mauvaiſe ; auſſi quoyqu'on faſſe pour rendre un ſudorifique
ſupportable ; on remarque qu'il allume
toûjours le ſang, qu'il trouble les humeurs, qu'il affoiblit extraordinairement
un malade, & qu'il laiſſe dans ſes entrai'-
les une impreſſion de feu & une ſechereſ-
ſe tres-dangereuſe. On ne manquera pas
de dire qu'un ſudorifique diminuë beaucoup du volume des humeurs ; on en

convient, mais il n'ôte rien du danger
que caufent ces humeurs, s'il laiffe toute.
l'impreffion qu'elles ont portées dans les
vifceres. Hé plût à Dieu que fouvent il
ne l'augmenta point ! Cette crainte eft
fondée fur ce que dans le temps de fan-
té, où la tranfpiration eft aifée & abondante, tout fe paffe tranquillement dans
nos corps & dans une profonde paix ;
car alors la refpiration, le pouls, l'ordre des fecretions, leur fuite, leur re-
tour, tout fe paffe dans une union parfaite & avec une cadence qui charme,
au lieu que pendant l'action d'un fudo-
rifique tous ces avantages s'évanoüif-
fent, & fuccedent à leur place le defor-
dre, le tumulte & la fédition. Qu'attendre en effet autre chofe de remedes falins,
urineux, volatils, & qui participent pour
la plufpart du fouff e ou du mercure; car
voilà quelles font ordinairement les
drogues qu'on appelle fudorifiques.
Comprent-on qu'elles foient bien propres, ces drogues, à devenir les fubfti-
tuts de la tranfpiration arrêtée ? Elle qui
ne fe fait jamais moins bien que dans
le trouble ou le tumulte des humeurs &
qui ne peut eftre que l'ouvrage d'une
trituration continuelle, mais douce, fuc-

ceffive

cessive & imperceptible. Ce seroit donc
vouloir tenter l'impossible, sur tout si on
fait cette autre reflexion que les sudorifiques s'opposent même à la transpiration; car enfin en même temps qu'ils
agitent le sang & le troublent, ils en-
flamment les esprits, serrent la tissure
des nerfs & portant un sang tout bouf-
fant & fermenté vers la peau qui se trouve froncée & convulsive, ils bouchent
le passage qu'on veut leur faire ouvrir.
D'autres prétendront peut - estre déter-
miner par la purgation ou le vomisse-
ment la matiere de la transpiration supprimée à couler par le bas ventre : Mais
jamais voye ne fut si peu propre à la
transpiration. Dépend t il d'ailleurs du ca-
price ou du choix du Médecin d'imposer
telle route qu'il luy plaira aux liqueurs
qui doivent se séparer dans nos corps ?
C'est au contraire une regle certaine dés
le temps d'Hippocrate, qu'un Médecin
doit suivre les panchans naturels des humeurs qu'il a à évacuer. Si la présomption
le porte ailleurs, la nature méprisée le
méprisera lui même & l'abandonnera.
On sçait bien cependant qu'en fait de
maladie, rien n'est plus dangereux que
de voir toutes les issuës bouchées aux

E

humeurs qui ont à s'échaper : car delà
viennent les rêveries , les convulsions, la
mort même , suivant l'observation de ce
grand Médecin. C'est pourquoy on doit
dans ces occasions ménager jusqu'aux é-
vacuations imparfaites ; c'est à dire, qui
qui ne se font qu'en partie par les urines , les saignemens de nez , les sueurs
ou par les selles , car ces évacuations
toutes incompliettes qu'elles sont ne laissent pas de soulager , si la nature les re-
git comme ce maître en Médecine l'a
remarqué dans ses malades ; c'est que
ces évacuations sont autant de voyes
secrettes ou sensibles que la nature s'ou-
vre pour ne se point laisser accabler. On
sçait encore que de toutes ces demies
évacuations , celle par les selles , de telle
nature qu'elle soit, soulage le plus le malade; mais supposé toûjours que la nature y
ait quelque part, car si toutes tant qu'elles
sont se font par pure irritation & par
l'effort de la maladie , elles seront suspec-
tes & malheureuses. Or rien ne ressemble
tant à cette sorte d'irritation que le trouble & l'agacement d'un purgatif, donné
trop tost ou à contre-temps , au moyen
duquel on prétendroit bon gré malgré
détourner de l'habitude du corps la ma-

tiere de la transpiration supprimée en l'obligeant d'enfiler la route du bas ventre.

Pour appuyer cette pensée on ne craindra pas d'assurer qu'un purgatif évacuëra autant que la transpiration pourroit faire ; mais cela même supposé, assurera-t-on que cette evacuation sera aussi sure & aussi aisée à la nature que celle de la transpiration ? Disons plus, cette abondance d'humeurs évacuées, qu'on vante si fort, ne pourroit-elle pas estre autant le produit du remede que de la maladie ? Ne se pourroit-il pas faire que le purgatif seroit l'unique auteur de ces mauvais sucs qu'il n'auroit pas rencontré dans les intestins, mais qu'il y auroit précipité en gâtant le sang lui-même & en le mettant en fonte ? Enfin cette évacuation est - elle toûjours si loüable qu'elle ne vuide jamais que l'inutile, & ne pourroit-on pas raisonnablement craindre qu'elle n'épargnera pas toûjours assez l'utile & le necessaire ? Mais quoy, dira-t-on, si les sucs qui auroient dû s'évacuer par la transpiration, estant retenus dans le corps, ont rempli par leur corruption les premieres voyes d'un tas d'ordures, de colles, de glaires, de mucilages & de phlegmes ? Belle resource pour

E ij

autorifer la purgation ; c'eft donc à dire que par les regles de cette belle Méca-nique, il faudra fe hâter d'évacuer cet amas d'ordures, de peur que lui laiffant le temps de paffer dans les vaiffeaux il n'aille infecter le fang. Digne conclufion d'un auffi pitoyable principe ! Comme s'il eftoit poffible que des fucs auffi épais que ceux qu'on fuppofe icy, puffent paf-fer dans le fang à travers les inteftins, que ni l'air, ni l'efprit de vin ne penetrent point. Il eft auffi peu vrai que ce foit à un amas d'ordures croupiffantes dans les baffes entrailles, qu'il faille attribuer les cours de ventre qui furviennent dans tant de maladies; car alors on fera mieux fondé en accufant un excés de mauvais fucs qui rempliffent les vaiffeaux & qui fe font jour dans les inteftins; ou s'en prenant à des matieres enflammées, qui fermentées avec le fang, s'élancent pour ainfi dire, des vaiffeaux dans le bas ven-tre. La pratique des bons maîtres con-firme cette penfée, car ils conviennent tous que la faignée guérit plus de ces fortes de cours de ventre que la purga-tion. Mais ce qui doit parfaitement con-vaincre que la purgation fupplée mal au deffaut de la tranfpiration ; ç'eft que la purgation vuide infiniment moins que celle cy. Voicy comme on peut le démontrer : L'évacuation du bas ventre eſt en proportion avec la tranſpiration, comme d'un à dix ; c'eſt à dire, que celle-cy évacuë dix fois autant que l'autre, de ſorte qu'une perſonne qui dans un certain intervalle de temps perdroit quatre onces de matiere par les ſelles ; cette même perſonne dans un égal eſpace de temps ſe déchargeroit de quarante onces de matiere par la tranſpiration. Il ſera donc vrai de dire que ſi l'on tranſpire d'un dixiéme moins qu'à l'ordinaire, on en ſera autant incommodé que ſi on n'alloit point du tout à la ſelle. Donc on ſoulagera un malade en le faiſant tranſpirer d'un dixiéme plus qu'il ne faiſoit, autant que ſi on lui rendoit une pleine & parfaite liberté de ventre. Mais ſur ce principe cette derniere évacuation doit beaucoup perdre de ſon crédit, car quand on parviendroit à la rendre cent fois plus copieuſe qu'à l'ordinaire, on ne feroit pas plus que ſi on avoit rendu la tranſpiration dix fois plus abondante que de coûtume. Ainſi une perſonne à qui il ſuffiſoit pour ſe conſerver en ſanté d'aller une fois à la ſelle, ſera obligée d'y aller

E iij

cent fois pour guérir d'une maladie, &
s'il avoit coûtume d'y aller deux fois, il
faudra, pour guérir, y aller deux cens
fois ; donc le degré de facilité que la
transpiration à pardessus le bas ventre,
pour évacuer, sera comme de dix à un.
Or il est infiniment plus aisé de rendre
dix fois plus copieuse une évacuation
qui a déja de sa nature dix degrez de
facilité plus qu'une autre qu'on lui op-
pose, que d'augmenter au centuple la
facilité de celle-cy, dont le dégré est
simple & unique. Mais s'il est vrai encore, comme on l'a observé, que la Saignée vuide autant dans un moment que
la transpiration dans six heures, la Saignée doit estre préferée au dessus de la
purgation, d'autant qu'elle aura plus de
facilité que le bas ventre pour suppléer
au deffaut de la transpiration.

## V.

On se récrie, & on accuse la saignée
d'abbattre les forces, de tarir les sources
de la vie, de suspendre les crises, d'empêcher les dépurations ; pour faire court
on la trouve si malfaisante, qu'on la croit
plus propre à égorger les malades que

les maladies. Quoy de plus monstrueux
en Médecine & de plus indigne du nom
de remede! Elle est digne au contraire,
ajoûte-t-on, de toute sorte d'horreur,
parce qu'elle va à ruïner les principes de
la vie & la chaleur naturelle, parce qu'elle traine aprés soy toutes sortes de maux,
d'obstructions, d'hydropisies; enfin mille langueurs qui ne vont qu'à faire sentir plus long-temps les approches de la
mort, ou à faire souffrir plus impatiem-
ment les ennuis de la vie. C'est par d'aussi frivoles raisons qu'on amuse les peuples, & quoyque les grands s'y laissent
prendre comme les petits, ils n'en font
pas moins peuple; car eux qui méprisent
si fort les sentimens vulgaires dans toutes les affaires de la vie, cedent cependant volontiers aux idées les plus trivia-
les dans celle de leur santé, comme s'il
pouvoit estre moins honteux à leurs esprits, qu'à leurs personnes de tomber en
roture. Mais de quelque condition que
soient ces sages ménagers des forces du
corps humain dont ils parlent & s'occu-
pent uniquement; ont-ils jamais bien
compris ce que c'est que forces, ce qu'on
doit entendre par chaleur naturelle, par
crise, par dépuration? Pour ce qui est

E iiij

de forces ( car c'est de quoy il est principalement question ) il est manifeste que
ce n'est point à force d'esprits ni de
sang que nos corps sont vigoureux, mais
qu'ils tiennent plûtost cet avantage de
la bonne constitution des parties nerveuses & de la vigueur de leur ressort, que
de l'abondance des liqueurs nouricieres.
Il ne faut pour s'en assurer que faire
reflexion qu'un homme peut estre tres-
vigoureux en ne mangeant que des choses tres-grossieres, & que cette vigueur
ne s'entretiendra qu'autant que toute cette nourriture grossiere ( fut-elle par jour
de plusieurs livres de pesant ) se dissi-
pera par la transpiration. Mais de quelque part que vienne la force du corps,
on ne pourra du moins disconvenir que
tout ce qu'il en faut pour conserver la
vie d'un homme, dépend principalement de la facilité que les parties solides ont de se mouvoir pour pousser le
sang, & de celle qu'a le sang lui-même
à circuler & à se laisser mouvoir; or il
n'est pas moins évident que la Saignée
contribuë à donner au sang cette aisance
pour la circulation, & aux parties solides cette liberté de systole ou de contraction. C'est donc à tort qu'on l'accu-

se de ruïner les forces neceffaires à la vie.
Pour achever de se convaincre là-deffus,
il fuffit de faire attention au peu de force & de fang qu'il faut pour empêcher
un malade de mourir. Car enfin un malade n'eftant obligé à aucun mouvement
ou exercice confiderable, & n'ayant rien
à faire que de ne point mourir, il ne
lui faut pour vivre, ni plus de force,
ni plus de fang qu'à un homme endormi;
par la raifon que vivre pour l'un & pour
l'autre, n'eft que refpirer; ou pour par-
ler plus exactement, la vie dans tous les
deux ne confifte que dans le pouls, dans
la refpiration, en un mot, dans la circulation du fang. La vie donc dans un homme qui dort eft differente de la vie dans
un homme qui veille, en ce que dans
celui-là qui n'a précifément qu'à vivre,
le feul mouvement de peu de mufcles,
fçavoir, du cœur, de la poitrine & des
arteres lui fuffit, au lieu que celui-cy
deftiné à de grands efforts, n'a point trop
de la force de tous les mufcles de fon
corps. Par là on voit que la force ne-
ceffaire au premier comparée avec celle
dont le fecond a befoin, eft d'une infe-
riorité & d'une inégalité inimaginable;
car la proportion entr'elles eft la même

que celle entre l'état d'un homme qui
veille & celui d'un homme qui dort; elle
est donc cette proportion comme du repos au mouvement, de l'inaction au tra-
vail, du non estre à l'estre. Que si cecy
paroist incroyable, on trouvera en op-
posant la force des muscles du cœur, de
la poitrine & des arteres, à celle de tous
les autres muscles du corps, que la premiere dans ce parallele n'est que tres-
peu de chose au dessus de rien. Donc un
malade n'a besoin que de tres-peu d'esprits & de sang, puisqu'il vit avec si peu
de force; & cecy se trouveroit prouvé
tout d'abord par le peu de tres - petits
nerfs qui sont destinez à mouvoir le
cœur; mais ce qu'on va ajoûter met absolument la chose hors de doute. La
vie n'est qu'une espece d'équilibre. Il
faut donc quand la vie subsiste que les
liquides & les solides se trouvent dans
une sorte de proportion; c'est à dire,
qu'alors la quantité des liquides répon-
dra à la force & au nombre des solides.
Puis donc que la vie se conserve pendant
le temps du sommeil & de la maladie,
moyennant le mouvement de si peu de
parties solides; on doit conclure que
tres-peu d'esprits & de sang est destiné

pour faire vivre un malade & un homme qui dort. Cependant que personne
n'aille croire que dans une si petite quantité de sang, il ne puisse se trouver autant d'esprits qu'il en faudra, car si on
admire comment un peu d'huile allu-
mée peut si long-temps nourir la flam-
me, de sorte qu'on se persuaderoit presque qu'elle recroîtroit ou se r'engendre-
roit en brûlant ; si une once d'eau ren-
fermée dans un œolipile, répand une si
prodigieuse quantité de vapeurs ; qu'elle immense quantité d'esprits ne doit-on
point attendre de la moindre portion de
sang ? Lui sur tout qui est la liqueur la
plus capable de se réduire en esprits ,
parce qu'elle est la plus propre à estre
affinée, & que la force destinée au broyement qui doit faire cet affinage, est é-
gale ou superieure à toutes les sortes de
feu, d'instrumens & d'adresses que la
Chymie employe ordinairement pour
spiritualiser ses matieres. En effet, cette
force qui en faisant circuler les sucs les
broye & les affine dans nos corps, est si
extraordinaire qu'il est des parties d'un
tres-petit volume, où il se trouve une
puissance qui y entretient la circulation,
& qui est avec la liqueur qui y circule

comme 40800, à un, ce qui eſt la même choſe de compte fait, que ſi on di-
ſoit que la force qui pouſſe la liqueur
à travers les plis & replis des vaiſſeaux
qui compoſent ces parties, ſeroit capable de pouſſer cette liqueur à travers un
tuyau qui ſeroit cinq mille fois plus
long que cette partie où ſe fait cette
circulation. Que ſi ces raiſons touchoient
peu, parce qu'elles ne ſeroient pas aſſez
ſenſibles, celle-cy pourra faire plus d'impreſſion, parce qu'elle eſt à la portée de
tout le monde. Suppoſons qu'une perſonne vienne à tomber malade, alors
tout le ſang qui devoit eſtre employé
pour faire agir tout le corps, demeure
oiſif & ſans action. Or ſuppoſé que de
vingt livres de ſang qui ſe trouve dans le
corps, cinq livres ſuffiſent pour entretenir la circulation & la vie dans ce malade ; ce ſeront quinze livres de ſang qui
ne ſerviront pas alors à le faire vivre ; a-
joûtez à ces quinze livres ce qui ſera re-
tenu dans les vaiſſeaux ; parce que la tranſpiration, comme il arrive ordinairement dans les maladies, ſe trouvera arrêtée ; cette quantité de ſang inutile à la
vie, devra groſſir conſiderablement. De
plus concevez encore que la force du

cœur se trouvant fort augmentée dans le temps de la fiévre, aura besoin de beaucoup moins de sang pour s'entretenir. On voit donc par tout cecy que dans le temps d'une grosse maladie, on pourroit diminuer des forces & du sang au de-là même de ce qu'on n'oseroit croire; & on en a la preuve dans l'exemple de ceux que l'on a vû guérir aprés avoir perdu jusqu'à quatre-vingts livres de sang. Mais s'il faut encore quelque chose de plus pour se persuader pleinement là dessus, qu'on se represente un homme qui ait passé trois jours sans avoir ni bû ni mangé, de sorte cependant qu'il ne soit pas encore hors d'état de faire ses fonctions ordinaires. Comme il ne sera pas impossible que cet homme ait perdu chaque jour de ce jeûne deux ou trois livres par la transpiration; comme d'ailleurs il n'aura pas eu dequoy réparer cette perte par la nourriture; on aura en lui l'exemple d'une personne qui avec six livres de sang moins que de coûtume, sera encore en état de vacquer à ses fonctions ordinaires. Si l'on dit qu'une quantité de sang qui se dissipe ainsi d'une maniere imperceptible, apporte moins de danger qu'une quantité

confiderable qu'on vuide abondamment
par la faignée ; on reviendra encore de
ce préjugé, en faifant reflexion fur ceux
qui guériffent tous les jours affez aifément, aprés avoir perdu en peu de temps
par de grandes playes quinze à vingt livres de fang. Il eft donc prouvé que
quand le défaut de tranfpiration a trop
rempli les vaiffeaux, la Saignée devient
même avantageufe au malade ; car c'eft
une forte de gain que de fçavoir perdre
à propos. Et qu'on ne vienne plus dire
que la Saignée affoiblit ou ruïne les levains, qu'elle arrefte leur action, & qu'elle appauvrit le fang ; car ce font des
imaginations frivoles & que l'obferva-
tion dément, puifqu'il y a toûjours affez
de fang pour la vie, pourvû qu'il foit
bien conditionné, qu'il coule aifément
& qu'il ne fe rallentiffe nulle part.

Que fi cependant on croît que ce foit
tout perdre que de le répandre, on trouve encore à cecy du remede & de la re-
fource ; c'eft qu'il n'y a rien qui pululle
tant que le Sang ; & c'eft icy qu'on ne
peut trop admirer ce miracle journalier
de la Providence, qui non contente,
pour mieux affurer la propagation du
genre humain, d'avoir deftiné à la pro-

duction d'un seul homme, ce qui auroit pû servir à celle d'un millier, a vou-
lu encore pour prolonger la vie qu'elle a
une fois donnée, que le sang qui devoit l'entretenir, fut de toutes les liqueurs
la plus facile à se reproduire. C'est par
cette raison que des personnes usées par
des pertes de sang, longues & opinâ-
tres, & qui déja sur leurs visages por-
toient l'empreinte de la mort, ne laissent pas de se rétablir souvent & même
à peu de frais, soit par le repos du corps,
soit par la quiétude d'esprit & par un ré-
gime exact & entendu, & quelquefois
par l'usage des choses les plus simples &
les plus communes. On convient cependant qu'il arrive aprés de grandes pertes de sang, des hydropisies, des cache-
xies, des cruditez & la mort même;
mais alors il faut moins s'en prendre
au manque de sang, qu'à sa mauvaise
qualité, & à sa corruption, puisqu'on
sçait qu'on peut ôter presque tout le sang
d'un animal sain & vivant, sans lui ôter
la vie; & qu'on voit tous les jours des
malades qui aprés avoir perdu presque
tout leur sang, par des hémoragies,
ont aisément recouvré à usure même,
tout ce qu'ils avoient auparavant d'en-

bon-point, parce qu'à cet accident près
ils eſtoient ſains, qu'ils avoient toutes les
parties nobles bien conſtituées, & que
leur ſang eſtoit bien conditionné. La
foibleſſe donc ne doit pas roûjours eſtre
une raiſon de croire, que le malade
manque de ſang, mais plûtoſt que ce
qui lui en reſte eſt gâté & croupiſſant
dans les viſceres. Ainſi quand dés les pre-
miers jours d'une groſſe maladie, lors
par conſequent qu'il ne s'eſt encore rien
fait pour diminuer les forces & le ſang,
qui ſuffiſoient peu de jours auparavant ;
lors, dis-je, que le malade paroît tout
d'abord périr de foibleſſe, un Médecin
habile doit appercevoir le piege que la
grandeur du mal lui préſente ; il doit
donc comprendre que les eſprits ne manquent pas alors, mais que le trouble &
le deſordre du ſang les étonne, pour
ainſi dire, & les conſterne. Voicy comment cela ſe conçoit. Le tumulte des
liqueurs ſe communique aux eſprits, ce
n'eſt plus un ébranlement fin & délicat
qui les porte du cerveau à toute l'habitude du corps ; mais devenus plus vifs
ou plus ſalins, ils agacent les nerfs &
les froncent, & tandis que les uns re-
brouſſent chemin vers le cerveau, &

marchent

marchent à rebours, les autres se culbu-
tant tumultueusement, se précipitent ou
s'embarassent, & ne courant plus qu'au
hazard & sans regle, ils renversent toute l'œconomie du corps. Les filtrations
donc manquent ou s'alterent, & les évacuations deviennent trompeuses, parce
qu'elles ne sont plus ni les mêmes que
dans l'état naturel, ni regies par le même ordre. Dans un semblable debut de
maladie que fera un Médecin ? Doit - il
purger d'abord ? doit-il saigner ? Il faut
distinguer ; si les humeurs qui surabon-
dent & qui cherchent à se faire jour, ou
à se donner issuë, sont de nature à se
laisser aller à l'action d'un purgatif ; si
les parties nerveuses, libres encore &
assez souples, n'ont point pris trop de
ressort, de sorte que maîtresses encore de
leurs mouvemens elles, puissent suivre
leurs directions naturelles & pousser les
humeurs vers leurs couloirs propres &
ordinaires ; on sera en droit de croire
qu'on se trouve dans cet heureux moment de l'*orgasme*, qui suivant le conseil d'Hippocrate, demande une purgation prompte & sans aucun délay. C'est
qu'alors les esprits susceptibles encore
des déterminations qu'on voudra leur

F

donner, parce qu'ils n'ont point pris l'effort, & qu'ils ne se font pas absolument
souftrait de l'ordre naturel, ou se laisse-
ront remettre en regle pour reprendre
leurs routes ordinaires ; ou piquez pour
ainsi dire , & excitez par l'action d'un
purgatif un peu vif ; ils reprendront de
nouvelles forces pour hâter le cours des
humeurs, vers les voyes où elles ont plus
de penchant , & qui leurs font plus naturelles. C'est uniquement dans ces dif-
positions que doit avoir lieu ce coup
d'une main habile à purger d'abord une
humeur preste à s'emporter ou à se muti-
ner. C'est enfin cette occasion rare & précieuse de placer une purgation prématu-
rée ; occasion qui ne se montre qu'en
passant ; qu'un sage Médecin ne doit
par consequent jamais manquer, mais
aussi qu'il doit toûjours craindre de prévenir. Que si au contraire les Symptô-
mes d'une maladie naissante ne viennent
que du trouble de toutes les parties liquides ou solides qui s'agacent , & déja
se mutinent les unes contre les autres, si
les esprits emportez au hazard irritent &
roidissent les parties nerveuses ; enfin si
tout estant outré ou forcé , les humeurs
n'ont plus d'autres regles de leur mouve-

ment que le tumulte, ni d'autre penchant
que leur impetuosité; telle tentative qu'on
fasse par la purgation forte ou foible,
on travaillera en vain, car elle sera inutile ou dangereuse. Il n'en sera pas de même de la saignée, qu'on peut employer
seurement dés le commencement d'une
maladie, lors même que les forces pa-
roissent manquer au malade, selon cette
maxime des meilleurs maistres en Médecine, que quand les vaisseaux se trouvent
surchargez par le manque de transpiration, les forces alors sont moins étein-
tes qu'opprimées. Une comparaison en
fera la preuve, comme on a observé que
la poudre ne prend point feu dans le ca-
non, quand on l'y a trop entassée & trop
pressée, de même le sang devenu sura-
bondant dans les vaisseaux par la transpiration arrestée, s'embarasse luy-même,
& s'y trouve à l'étroit; & parce que dans
cet état il resiste trop au battement des
arteres, il demeure épais & mal affiné,
incapable par consequent de fournir assez
d'esprits pour soûtenir les forces du malade. Puis donc qu'il est prouvé que c'est
la trituration qui fait tout le bien dans
nos corps, & que la Saignée est si propre
à rétablir cette trituration ou à l'entrete-

nir, on laisse à penser si ce remede peut estre aussi pernicieux que tant de gens le prétendent, ou aussi indifferent que d'autres se l'imaginent. On se flatte au contraire que le monde revenu de ses anciens préjugez, conviendra que la passion & l'injustice ont publié contre la Saignée plus de maux qu'elle n'en fit jamais.

*Il est donc vrai de dire que la Saignée est de tous les remedes celui qui supplée le mieux au défaut de la transpiration.*

FIN

## *APPROBATION*

*De Monsieur Geoffroy, de l'Académie des Sciences,
Docteur, Regent de la Faculté
de Medecine de Paris.*

J'Ay lû par l'ordre de Monseigneur le Chancelier un Ouvrage, intitulé : *Explication physique & mécanique des effets de la Saignée, par rapport à la Transpiration, &c.* Presque tout le monde déclame contre la Saignée, fondé principalement sur deux raisons : La premiere qu'il est impossible qu'un même remede & si simple puisse convenir à tant de differentes maladies, la seconde, qu'on ne sçauroit conserver avec trop de soin une liqueur dans laquelle, disent-ils, la vie consiste. Ces deux objections sont entierement détruites dans cet écrit, où tous les Sçavans reconnoîtront avec plaisir, la profonde erudition de l'Auteur. Ils y trouveront & des preuves solides par lesquelles il démontre qu'il n'y a point de maladie où la transpiration ne soit interrompuë, & une explication ingenieuse des differens moyens par lesquels la Saignée la rétablit sûrement. Ils y reconnoîtront enfin que la santé ne consiste pas dans l'abondance du sang, puisqu'elle est toûjours nuisible lorsque cette précieuse liqueur ne se décharge pas de ses parties superfluës par la Transpiration. Tout cela m'a fait juger que ce Livre ne pouvoit estre que tres-avantageux au Public, en le persuadant de ne plus rejetter un secours si necessaire, si prompt & si general. Fait à Paris ce 12. May 1706.

GEOFFROY.

## PERMISSION DU ROY.

LOUIS par la grace de Dieu, Roy de France
& de Navarre: A nos amez & feaux Con-
seillers, les gens tenans nos Cours de Parlement,
Maiftres des Requeftes ordinaires de noftre Ho-
ftel, Grand Confeil, Prevoft de Paris, Senechaux,
leurs Lieutenans Civils & autres nos Jufti-
ciers qu'il appartiendra Salut. Noftre amé, Laurent D'Houry, Libraire à Paris: Nous à
fait expofer qu'il defireroit imprimer un Livre
intitulé: *Explication phyfique & mécanique des
effets de la Saignée, par rapport à la tranfpiration; Traduction d'une Théfe latine;* s'il Nous
plaifoit lui accorder nos Lettres fur ce neceffaires. A ces caufes, Nous avons permis & per-
mettons par ces prefentes, audit D'houry de faire imprimer ledit Livre en tel forme, marge &
caractere, & autant de fois que bon lui femblera;
& de le faire vendre & débiter par tout noftre
Royaume, pendant le temps de trois années
confecutives, à compter du jour de la datte des
Prefentes, à la charge qu'elles feront enregiftrées
tout au long fur le Regiftre de la Communauté
des Imprimeurs & Libraires de Paris, & ce dans
trois mois de la datte d'icelle; que l'impreffion
dudit Livre fera faite dans noftre Royaume &
non à l'eurs; en bon papier & beaux caracteres,
conformément aux Reglemens de la Librairie, &
qu'avant de l'expofer en vente, il en fera mis deux
Exemplaires dans noftre Biblioteque publique,
un dans celle de noftre Chafteau du Louvre &
un dans celle de noftre tres cher & feal Cheva-
lier Chancelier de France le Sieur Phelypeaux,
Comte de Pontchartrain, Commandeur de nos

Ordres ; à peine de nullité des presentes ; du
contenu desquels vous mandons & enjoignons
de faire joüir l'Exposant ou ceux qui auront
droit de lui, pleinement & paisiblement, sans
souffrir qu'il lui soit fait aucun trouble ou em-
pêchement. Voulons que la coppie des Presentes
qui sera imprimée au commencement ou à la fin
dudit Livre, foy soit ajoûtée comme à l'origi-
nal. Commandons au premier notre Huissier ou
Sergent de faire pour l'execution d'icelles tous
actes requis & necessaires, sans autre permission ;
& nonobstant clameur de Haro, Charttre Nor-
mande, & Lettres à ce contraires. Car tel est
nôtre plaisir. Donné à Versailles le vingt sixié-
me jour de Juillet, l'an de grace 1706. Et de
notre Regne le 64. Par le Roy en son Conseil.

CARPOT.

*Registré sur le Livre de la Communauté des
Imprimeurs & Libraires de Paris. N. 265. pag.
328. conformément aux Reglemens, & notam-
ment à l'Arrest du Conseil du 13. Aoust dernier.
A Paris ce 2 Aoust 1706.*

GUERIN, Syndic.

9 782014 453485